ÉTUDE

SUR LE

FOIE MOBILE

PAR

Louis-William BLET,

Docteur en médecine de la Faculté de Paris,
Ancien interne à Saint-Lazare,
Médaille de bronze de l'Assistance publique (externat).

PARIS

A. PARENT, IMPRIMEUR DE LA FACULTÉ DE MÉDECINE

RUE MONSIEUR-LE-PRINCE, 31.

1876

ÉTUDE

SUR LE

FOIE MOBILE

PAR

Louis-William BLET,

Docteur en médecine de la Faculté de Paris,
Ancien interne à Saint-Lazare,
Médaille de bronze de l'Assistance publique (externat).

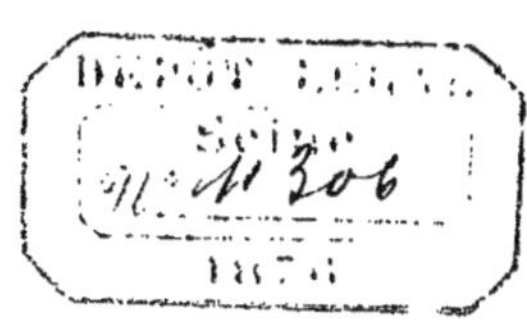

PARIS

A. PARENT, IMPRIMEUR DE LA FACULTÉ DE MÉDECINE

RUE MONSIEUR-LE-PRINCE, 31.

1876

A LA MÉMOIRE DE M. LE Dr P.-A. PESCHIER

Mon premier maître et mon bienfaiteur.

Témoignage de profonde gratitude.

ÉTUDE

SUR LE

FOIE MOBILE

AVANT-PROPOS

Parmi les déplacements du foie, les uns sont connus de longue date, et n'ont d'intérêt qu'au point de vue du diagnostic des maladies qu'ils compliquent ; les autres ont été peu étudiés, du moins en France, et nous nous proposons de résumer et de classer les observations publiées jusqu'ici sur ce sujet.

Que doit-on entendre par l'expression foie mobile, que nous avons choisie, ou *foie ambulant* (Marino), *foie errant* (Chovstek), *foie volant* (Soutouguin)? *Un déplacement sans cause immédiate connue avec mobilité persistante de l'organe.*

De tels cas sont rares, et nous allons voir à l'historique de la question la date et le nombre de ceux qu'on a publiés.

Les déplacements de la rate ont été souvent signalés, le rein mobile et ses conséquences sont parfaitement connus, tandis que la première observation de luxation du foie date de 1866.

Nous avons eu l'occasion de voir deux malades chez lesquels le foie fut reconnu mobile, l'un en ville avec le Dr Trapenard ; un autre à l'hôpital, en 1875, dans le service de M. le Dr Oulmont.

Dans ces deux cas, le déplacement du foie n'était qu'un épiphénomène d'une affection plus grave.

La première malade succomba quelque temps après que nous l'avions vue aux suites d'une lésion organique du cœur, dont elle souffrait depuis longtemps; le second, un tuberculeux, mourut des progrès de la phthisie ; malheureusement l'autopsie ne fut faite ni dans l'un ni dans l'autre cas, et leur connaissance n'eut d'autre avantage pour nous que d'éveiller notre curiosité, et de nous donner l'idée de chercher un peu partout les faits analogues.

Nous fûmes assez surpris de ne trouver dans nos traités classiques, que des aperçus extrêmement vagues, sans aucune observation à l'appui. Toutes celles que nous avons pu réunir sont étrangères; cela ne veut nullement dire qu'elles soient toutes complètes et toutes concluantes. Nous devons même faire remarquer dès maintenant cette bizarrerie: que, contrairement, à la plupart des affections qui sont d'abord connues par l'examen nécroscopique, celle-ci, qui a fait déjà le sujet de plusieurs mémoires italiens et allemands, et d'un mémoire russe fort bien fait, n'a été observée jusqu'à ce jour que sur le vivant.

Explique qui le pourra cette particularité. Nous

nous contentons de la signaler; elle nous indique seulement que nous devrons soumettre à une critique sévère les observations que nous rapportons, et même ne donner plusieurs d'entre elles que sous bénéfice d'inventaire.

Sans doute une telle perspective, au commencement d'une thèse, est propre à refroidir singulièrement, sinon à décourager. Chercher longtemps et répéter comme conclusion de toutes les études faites jusqu'alors le désolant qu'en sais-je? de Montaigne, c'est un travail fructueux peut-être, mais à coup sûr des plus ingrats. Nous espérons bien que nos juges nous tiendront compte de cette difficulté, et n'exigeront de nous ni des conclusions rigoureuses, ni des affirmations que les faits ne permettent pas de formuler. Nous avons voulu montrer l'état actuel de nos connaissances sur une question qui n'a pas encore été traitée chez nous, mais que l'on a étudiée déjà plusieurs fois à l'étranger. Nous nous sommes efforcé d'être aussi exact, et aussi complet que possible; puissions-nous avoir réussi !

Voici le plan que nous suivrons : Nous dirons un mot dans notre premier chapitre des moyens de fixité du foie; dans le second, nous étudierons l'histoire de ses déplacements; le troisième sera consacré à la symptomatologie et au diagnostic; enfin, dans le dernier, nous parlerons de l'étiologie que nous discuterons avec les données fournies par les observations.

CHAPITRE PREMIER

CONSIDÉRATIONS ANATOMIQUES SUR LES MOYENS DE FIXITÉ DU FOIE.

Situé presque complètement dans l'hypochondre droit, et se prolongeant à peine dans l'hypochondre gauche, le foie se trouve maintenu dans la cavité qu'il occupe de deux façons :

1° Par la distension et la consistance des autres organes intra-abdominaux, et particulièrement du tube digestif ;

2° Par quatre ligaments qui lui appartiennent en propre.

Le premier moyen de fixité est peu énergique, et n'exerce son action que d'une manière irrégulière ; le second, au contraire, agit toujours ; c'est à lui que l'on doit la rareté des déplacements du foie.

Les ligaments hépatiques sont fournis par le péritoine qui se double pour former au foie une séreuse incomplète, et établir une adhérence physiologique étroite entre lui, le diaphragme et les organes voisins.

Ces ligaments sont les suivants :

1° La grande faux du péritoine, ligament suspenseur du foie, faux de la veine ombilicale ; il arrive en s'élargissant de l'ombilic au bord antérieur du foie, puis se divise en deux parties, dont l'une accompagne le cordon de la veine ombilicale, dont l'autre, la plus importante, se place obliquement entre le foie et le diaphragme en formant un triangle très-allongé, ce qui lui a valu son nom.

2° Le ligament coronaire, transversal et curviligne, est constitué par deux lames de péritoine, partant du diaphragme, et aboutissant, l'une à la face supérieure, l'autre à la face inférieure du foie qui se trouve compris dans leur intervalle.

3° Les ligaments latéraux, adhérant par une de leurs extrémités au foie, par une autre au diaphragme.

Outre les replis que nous venons de voir, on a voulu en décrire d'autres entre le foie, l'estomac, le duodénum et le rein.

« A partir du sillon transverse du foie, dit Henle, on voit le péritoine adossé à lui-même, se rendre à la petite courbure de l'estomac et à la première portion du duodénum. Son extrémité droite est libre et contient les vaisseaux et les canaux biliaires. On appelle cette portion du péritoine ligament hépatico-duodénal, et sa partie placée le plus à droite, ligament hépatico-gastrique (1). » Cette description n'est, comme on le voit, nullement nouvelle. On la retrouve dans tous nos traités d'anatomie, depuis celui de Vinslow qui a décrit de main de maître la disposition du péritoine à la face inférieure du foie et montré le premier l'existence de l'hiatus qui porte son nom, jusque dans les ouvrages modernes de Cruveilhier et de Sappey; seulement nous appelons épiploon gastro-hépatique, ce que Henle et ses compatriotes nomment *ligamentum hepatico-gastricum*.

Le ligament hépatico-rénal du même auteur est également décrit dans nos traités français.

Comme on le voit, les moyens de fixité du foie sont

(1) Handbuch der Eingeweidelehre des Menschen.

assez nombreux, mais aucun ne présente une rigidité absolue; de sorte que, dans l'état physiologique, le foie s'abaisse pendant l'inspiration, remonte pendant l'expiration, et se déplace latéralement dans les mouvements du tronc.

Il est facile de comprendre que les déplacements de cause morbide suivent la même marche. « Les déplacements par cause accidentelle ou pathologique, dit M. Sappey dans la première édition de son bel ouvrage d'anatomie descriptive, sont moins variés, mais plus étendus que les mouvements physiologiques. On peut dire, d'une manière générale, qu'ils se font parallèlement au diaphragme, et se montrent d'autant plus considérables que les deux cavités du tronc s'éloignent davantage de leur proportion normale. C'est ainsi que nous voyons le foie s'abaisser avec le diaphragme dans l'hydrothorax, dans l'empyème et dans toutes les maladies qui ont pour effet d'agrandir la capacité de la poitrine aux dépens de celle de l'abdomen. Un phénomène inverse se produit dans l'ascite, dans l'hydropisie enkystée de l'ovaire et à la suite du développement de toutes les tumeurs qui dilatent la cavité abdominale, cette dilatation ne pouvant s'opérer sans que la cavité thoracique subisse une réduction correspondante. Il n'est pas sans intérêt de remarquer que, dans ses divers déplacements morbides, ainsi, du reste, que dans la plupart de ceux qu'il présente à l'état de santé, le foie ne se déplace pas seul, mais avec toute la masse des viscères abdominaux, qui, placée entre deux puissances tour à tour actives, oscille incessamment de l'une à l'autre. De là il suit que, malgré sa mobilité et tous les changements qui peuvent s'opérer dans sa situation, ses rapports avec les organes voisins restent à peu près constants ou n'éprouvent que de faibles modifications (1). »

M. le professeur Richet n'est pas plus explicite. Il mentionne, comme M. Sappey, l'insuffisance des moyens de fixité du foie dans certains cas ; mais il ne parle que de l'abaissement, et ne dit rien de la luxation complète avec mobilité.

« Les différents moyens de suspension du foie sont quelquefois insuffisants pour prévenir les déplacements de cet organe, et, chez les femmes surtout, on le trouve souvent descendu ; on l'a vu chez elles refoulé jusque dans la fosse iliaque, ce qui était dû sans doute à la pression exercée par des corsets trop serrés, pression qui, à la longue, l'expulse de la place qu'il occupe normalement (2). »

CHAPITRE II.

REVUE HISTORIQUE DES DIVERSES OBSERVATIONS DE DÉPLACEMENTS DU FOIE PUBLIÉES JUSQU'A CE JOUR.

Comme on l'a vu par une des citations de la fin de notre précédent chapitre, le déplacement essentiel du foie était peu connu des anatomistes à l'époque où parut la première édition de l'ouvrage de M. Sappey. Les cliniciens, au contraire, avaient probablement eu l'occasion de l'observer, comme semblerait le démontrer la citation suivante que nous empruntons au Manuel de diagnostic

(1) Splanchnologie, 1re édition, p. 257.
(2) Anat. méd. chir., 3e édit., p. 658.

de Racle : « On n'oubliera pas que le foie se déplace en s'abaissant, dans les cas de pleurésie du côté droit, chez les femmes qui ont la base de la poitrine rétrécie par la pression du corset, et dans les cas de simple amaigrissement. Dans tous ces cas, le foie éprouve un *mouvement de bascule ou de rotation sur son axe transversal*; sa face supérieure devient antérieure, et son bord tranchant inférieur. » (3ᵉ édition, p. 516.)

L'auteur décrit ensuite avec soin diverses variétés de déplacement du foie auxquelles nous aurons l'occasion de revenir. Ces faits n'avaient probablement pas paru suffisamment intéressants à nos observateurs pour qu'ils en fissent l'objet d'une description spéciale, car nous avons parcouru un très-grand nombre de recueils périodiques et de travaux antérieurs à l'ouvrage de Racle sans pouvoir trouver une observation de foie mobile. C'est en 1866 qu'un médecin italien, le docteur Arnaldo Cantani, publia pour la première fois, dans un journal de Milan, une observation de déplacement du foie. Sa malade n'avait ni pleurésie ni tumeur appréciable de la face convexe de l'organe. Il étudia longuement cette anomalie, lui assigna pour cause une péritonite partielle des ligaments hépatiques, les grossesses et l'usage de corsets trop serrés.

Cette observation resta peu de temps isolée : en 1868, un compatriote de Cantani publie un nouveau cas de foie mobile. Dans cette seconde observation, il ne s'agissait plus, comme chez la malade de Cantani, d'un déplacement simple du foie, mais la rate avait elle-même subi un changement de position et pris en partie la place de l'organe luxé.

Il faut croire que la maladie est bien peu fréquente, puisque, malgré l'attention que ces observations avaient éveillée, on n'en a rapporté que 10 autres jusqu'en 1876 : 3 sont italiennes, 6 allemandes, et 1 russe.

Meissner (1869) observa le premier, en Allemagne, un cas analogue à ceux de Cantani et de Piatelli ; il en publia la relation dans une brochure dont nous donnons une analyse d'après le Schmidt's Jahrbücher de l'année correspondante. Sa malade présentait avec celle de Cantani des analogies frappantes, et pourtant Meissner interpréta son observation d'une façon complètement différente. Pour lui, c'est dans le développement des ligaments hépatiques qu'il faut chercher la cause prédisposante originelle des déplacements du foie. La péritonite partielle et l'accouchement sont à peine des causes occasionnelles. Une seule, mentionnée par Cantani, est considérée par Meissner comme efficace : c'est l'usage de ceintures trop serrées.

Après Meissner, Barbarotta (1870), Vogelsang (1872), Winkler (1872), ont tour à tour rapporté de nouvelles observations. Ces faits ne renferment rien de nouveau, tous ressemblent plus ou moins à ceux des auteurs déjà mentionnés.

Les années 1874 et 1875 ont vu paraître trois autres cas : le premier, de Salomone Marino, a été observé dans le service du docteur Federici, à Palerme, et publié sous ce titre : « Inversion des viscères abdominaux, avec prolapsus et mobilité du foie » ; le second appartient au docteur Tempini ; il est suivi d'un diagnostic raisonné fort bien fait ; le troisième n'est encore mentionné ni dans les revues françaises ni dans les revues allemandes; il a été publié dans le *Medicins ky Westnick*, de Saint-Pétersbourg, par M. Vassily Soutouguin. Enfin Müller (1) et Léopold (2) ont fait connaître deux observations très-importantes.

Nous terminerons cet historique en mentionnant le mémoire récent du professeur Chvostek, de Vienne, dans lequel nous avons puisé quantité d'aperçus ingénieux et remplis d'intérêt.

Comme nous l'avons dit, ces observations présentent toutes une lacune regrettable : c'est l'absence d'autopsie. Le diagnostic des affections abdominales est assez difficile pour que nous puissions supposer qu'il a été erroné dans quelques-uns des cas que nous venons de rapporter. La palpation et la percussion sont des moyens précieux sans doute, et d'une très-grande précision; mais c'est beaucoup exiger d'eux que de leur demander de nous retracer la topographie exacte de l'intérieur de la cavité abdominale.

Cependant un des observateurs, Salomone Marino, a poussé jusque là son analyse. Non-seulement il affirme que la tumeur qu'il a observée est un foie luxé, mais que la rate déplacée à son tour est venue occuper en partie le siége normal du foie.

Evidemment il n'est pas possible de démontrer l'inexactitude d'un tel diagnostic, mais il est permis de ne lui accorder qu'une confiance limitée. L'hypothèse tient dans ce cas une si large place qu'il est peu probable qu'elle soit conforme à la réalité.

La surprise anatomique de Müller nous suffirait seule pour motiver les restrictions que nous venons de faire.

(1) Deutshe. Arch. für Klin. medic. XIV. — (2) Arch. für Gynæk. VII.

Il s'agissait dans ce cas aussi d'un foie mobile, la loge hépatique était vide; on avait senti le bord antérieur du foie,
sa scissure interlobaire. Il n'y avait pas à en douter c'était
bien un cas comparable à ceux de Vogelsang, de Meissner,
de Chvostek, de Cantani, etc. Par malheur la personne
vint à mourir et l'examen nécroscopique fit découvrir,
au lieu d'une luxation du foie, une péritonite partielle
enkystée. Il y a là de quoi limiter l'enthousiasme des
premières heures et rendre extrêmement circonspect
celui qui diagnostique un déplacement du foie.

CHAPITRE III.

SYMPTOMES ET DIAGNOSTIC

a. *Symptômes.* — Le foie déplacé vient former dans
l'une ou l'autre partie de l'abdomen une tumeur dont le
volume varie suivant que la glande est restée normale ou
qu'elle a subi une hypertrophie plus ou moins marquée.

Le siége de prédilection est néanmoins la région ombilicale ou l'hypochondre droit. Chez la malade de Cantani la tumeur apparut d'abord au voisinage de l'ombilic, puis elle descendit et arriva jusque dans la région
inguinale droite.

Dans l'observation de Barbarotta, le déplacement du
foie semble s'être fait dans la direction d'une ligne
droite, verticale, de telle façon que le lobe gauche soit
venu former dans l'hypochondre gauche une tumeur appréciable. C'est dans la région moyenne du ventre que
Meissner trouva un foie déplacé. Dans l'observation de
Soutouguin, le bord supérieur de la tumeur se trouvait

à 5 centimètres au dessous des fausses côtes sur la ligne mamillaire, le bord inférieur était au niveau de l'épine iliaque antéro-supérieure, et, sur la ligne médiane, à 12 centimètres au dessus des os du pubis. Quel que soit son siége, le foie mobile n'est pas appréciable seulement par le toucher, il forme une saillie dont la vue permet de fixer plus ou moins exactement les limites. Le professeur Chvostek a noté minutieusement les symptômes fournis par l'inspection de l'abdomen dans le cas qu'il a rapporté (Voy. obs. X).

« La base du thorax semble plus basse du côté droit que du côté gauche.... Au premier coup d'œil on aperçoit dans la moitié droite de l'abdomen une saillie antérieure dont la limite supérieure sur la ligne mamelonnaire s'étend jusqu'à un travers de doigt au dessous de l'angle des côtes, et sur la ligne médiane jusqu'à 1 pouce au-dessus de l'ombilic. Sur cette même ligne elle s'étend jusqu'à 1/2 pouce au-dessous de la cicatrice ombilicale, puis va de là en bas et en dehors suivant une ligne légèrement convexe jusqu'à la partie externe de l'arcade de Fallope. »

Dans d'autres cas la tumeur n'apparaît au premier coup d'œil ni aussi nette, ni aussi bien limitée. Chez la malade de Tempini on ne distinguait que des vergetures assez nombreuses, et une proéminence des régions épicolique droite, épigastrique et ombilicale. Chez certains individus la tumeur est tellement mobile qu'il suffit pour la déplacer d'un léger mouvement du corps; d'autres suivent dans leurs déplacements l'inspiration et l'expiration (Obs. VIII).

C'est à la palpation que l'on doit demander des ren-

seignements plus précis sur la consistance, la forme et la
mobilité de la tumeur :

La consistance n'a pas toujours été la même comme
on pourrait le croire a priori. A part quatre cas dans
lesquels les auteurs ne l'ont pas notée, probablement
parce qu'elle ne différait en aucune façon de celle du
foie normal, on a mentionné tantôt de la dureté, tantôt
de l'élasticité.

Dans 5 observations les auteurs inscrivent simplement
tumeur solide de consistance assez dure ; Vogelsang est
plus explicite :

» La tumeur, dit-il, était lisse, élastique; elle avait à
peu près la consistance de l'utérus au 6ᵉ mois de la
grossesse. »

Tempini attribue à celle qu'il observa une *consistance
charnue.*

Les renseignements obtenus sur la forme sont très-
importants. Les uns ont mentionné l'inégalité des deux
lobes. D'autres ont retrouvé à l'une des faces les caractères de la face inférieure du foie. Mais le renseignement
le plus précieux et qui fait le plus rarement défaut c'est
celui que fournit la palpation du bord antérieur. Lorsque
les parois abdominales sont flasques et amincies comme
chez les malades de Soutouguin, de Chvostek, de Winkler
et de Tempini, on sent nettement un bord mince, tranchant, tantôt horizontal, mais le plus souvent oblique, ce
que l'on explique aisément si l'on songe que le foie se déplace rarement sans subir en même temps un léger mouvement de rotation autour de l'un de ses axes. Au milieu
de ce bord, on trouve une scissure plus ou moins profonde qui donne au doigt l'impression de l'échancrure

du bord antérieur du foie. Cette scissure a été presque toujours signalée, c'est en quelque sorte la clef de voûte du diagnostic.

Nous ne trouvons que trois de nos observations qui n'en fassent point mention : celles de Piatelli, de Vogelsang et de Marino. Encore devons-nous dire à propos de ces dernières qu'elles sont d'une brièveté regrettable, et si l'on ne tient compte que du résumé que nous possédons le diagnostic foie mobile n'est justifié que par l'autorité de leurs auteurs.

On peut toujours par la palpation imprimer des mouvements plus ou moins étendus à la tumeur.

« Cette mobilité est très-grande et il paraîtrait d'après les recherches de Cantani[que, lorsque la malade change de position, la tumeur se déplace selon un arc de cercle à convexité inférieure, passant au-dessus de l'épine du pubis. Le rayon de ce cercle représente le ligament falciforme dédoublé et formant une sorte de *mésohépar* qui se comporte par rapport au foie comme le mésentère, le mésocolon, et le mésocæcum par rapport aux portions d'intestins qu'ils servent à fixer. » (Meissner).

La mobilité à la palpation est donc un des caractères les plus saillants et les plus ordinaires du foie mobile.

Il est également presque toujours possible de déplacer l'organe de bas en haut et de l'amener à reprendre sa situation normale. Cette réductibilité est un excellent signe diagnostique. On l'a notée dans toutes les observations, sauf dans deux, à propos desquelles nous avons déjà fait nos réserves : celles de Marino et de Vogelsang. Chez la malade de Winkler on sentait le ligament falciforme affectant la forme d'un cordon dur et rigide.

La percussion de l'abdomen est d'un grand secours. Elle montre, lorsque la tumeur aperçue auparavant a complétement disparu sous l'influence d'une pression exercée de bas en haut, qu'elle est retournée dans l'hypochondre droit au siége habituel du foie, que la disposition des viscères abdominaux est redevenue complètement normale·

La percussion nous renseigne avec exactitude sur le forme de la tumeur, sur l'état de vacuité de la région hépatique.

Vers sa limite inférieure dans la région inguinale droite, la tumeur de la malade de Cantani était entourée d'une zone de sonorité parfaitement nette ; l'auteur expliqua cette anomalie en disant que probablement une ou plusieurs circonvolutions intestinales distendues avaient passé en avant du foie, et donnaient cette sonorité. Le renseignement le plus précieux fourni par la percussion, c'est l'absence de matité dans la région de l'hypocondre droit occupée normalement par le foie.

Les malades de Cantani, de Vogelsang, de Soutouguin, de Chvostek, présentaient toutes ce signe à des degrés différents.

Comme nous l'avons vu, la réduction mécanique de l'organe luxé rend à la région sa toualité normale.

Tels sont à peu près les signes ordinaires sinon constants du déplacement du foie fournis par la simple inspection, la palpation et la percussion. On a voulu attacher une certaine importance à la forme de la matité abdominale. Winkler et Meissner ont soin de nous dire qu'elle représente celle du foie. C'est avouer qu'elle est indéterminée. Lorsque le bord tranchant de l'organe regarde la paroi antérieure de l'abdomen, sa face supérieure représente nécessairement une surface fuyante, qui ne s'accuse à la percussion que par une obscurité du son, diminuant graduellement et insensiblement à mesure que l'on s'éloigne du bord antérieur.

L'élément séméiotique fourni par la forme de la zône de matité est sans valeur. La rate et surtout le rein mobile peuvent donner une zône exactement de même forme.

On pourra nous objecter que le volume de la tumeur permet dans tous les cas d'éviter la confusion. C'est encore là une assertion que les faits contredisent souvent : une rate hypertrophiée, un rein cancéreux peuvent avoir un volume égal ou supérieur à celui du foie. Il est vrai que ce sont là des cas exceptionnels. Mais le foie mobile est-il donc une maladie commune ? L'argument tiré de la rareté est donc inutile puisque dans un cas comme dans l'autre, il s'agit de distinguer des affections également exceptionnelles.

Allons-nous trouver dans les symptômes subjectifs de la maladie des faits pathognomoniques ? Bien loin de là ces phénomènes sont inconstants ; ils sont si peu marqués parfois que beaucoup d'auteurs ont négligé de les mentionner, que d'autres n'en ont parlé que pour signaler leur absence (Vogelsang). Cependant il faut avouer que chez certaines malades dont les parois abdominales devenues flasques à la suite de distensions répétées n'accusaient aucun changement de forme lorsque le foie était déplacé, c'est la douleur, ou du moins une sensation particulière de pesanteur qui a donné l'éveil.

Dans l'observation de Meissner, nous voyons ce sym-

ptôme acquérir une intensité telle que pour le conjurer la
malade est obligée de s'incliner d'une manière appréciable du côté droit, Il en résulte pendant la station verticale et surtout la marche une attitude particulière qui
attire l'attention du médecin du côté du rachis et de
l'abdomen. Dans deux cas nous voyons la douleur
prendre le caractère paroxystique et intermittent. La
malade de Cantani a des accès d'hystérie qui se succèdent
à de courts intervalles. Pendant de longues années les
choses restent dans cet état, puis le moral s'affecte, des
troubles psychiques se montrent et au moment où l'auteur
examine la malade il la trouve affectée d'une *mélancolie
religieuse* parfaitement caractérisée.

Barbarotta signale des douleurs dont l'origine hépatique
paraît bien plus nette : elles occupent la paroi thoracique
et s'irradient vers l'angle de l'omoplate. Ce sont là les
irradiations ordinaires de la colique hépatique. La malade de Chvostek a des douleurs spasmodiques, rares
d'abord et dont le caractère paroxystique s'accuse de
plus en plus, probablement en raison directe de la laxité
des ligaments et des tiraillements exercés par le foie.
Peu à peu les accès prennent une durée plus longue ; ils
se rapprochent les uns des autres au point de devenir
subintrants et en dernier lieu, l'état de la malade devient
insupportable. Souvent tout consiste en une sensation de
pesanteur dans l'abdomen, et une douleur vague sur le
parcours des ligaments hépatiques.

A côté de la douleur nous devons mentionner l'ictère,
nous ne l'avons trouvé indiqué que dans l'observation
de Winkler. Cet ictère avait été précédé d'une première

crise douloureuse, diminuée et même calmée complètement par l'usage d'une ceinture hypogastrique.

« Lorsque la malade entreprit des travaux pénibles,
les douleurs revinrent et furent bientôt plus vives qu'elles
ne l'avaient été tout d'abord. Il se développa alors un
ictère intense qui dura quatre semaines. La malade dut
à cause de cela garder le lit. »

Les douleurs que mentionne Winkler avaient d'ailleurs produit des phénomènes inquiétants, des syncopes
et même des lipothymies.

En résumé les douleurs locales ou irradiées vers l'é-
paule, les crises hystériformes ou spasmodiques, les lipothymies, tels sont les phénomènes subjectifs que l'on a
rencontrés jusqu'ici.

Nous ne parlons pas de la dyspnée, ni des autres
symptômes de congestion pulmonaire signalés par Tempini. La personne qui les a présentés avait en même
temps que son déplacement du foie une affection organique du cœur et il est beaucoup plus rationnel de les
mettre sur le compte de cette dernière que sur celui du
déplacement du foie.

b. *Diagnostic.* -- Comme on peut le voir par ce qui
précède, la luxation du foie n'offre pas à proprement
parler de symptôme pathognomonique. Le diagnostic ne
peut être fait que par exclusion ou par l'ensemble des
symptômes et leur mode de succession.

Le foie mobile est caractérisé essentiellement par la
présence d'une tumeur abdominale limitée par un bord
tranchant et échancré donnant à la percussion une zone
de matité complète plus ou moins étendue, par l'absence

de matité au siége ordinaire du foie, enfin par des symptômes subjectifs dont le plus constant est une douleur gravative d'intensité variable dans l'abdomen.

Lorsqu'on se trouve en présence d'une tumeur qui n'est accompagnée ni d'ascite ni d'œdème des membres inférieurs, que devra-t-on éliminer avant de poser avec de grandes chances d'exactitude le diagnostic foie mobile? Le médecin devra s'attacher à résoudre les 3 questions suivantes :

1° La tumeur est-elle mobile ?

2° Est-elle constituée par le foie.

3° Le déplacement est-il survenu sans cause appréciable.

La première question est pour ainsi dire résolue aussitôt que posée. Le plus souvent les malades accusent elles-mêmes la mobilité. Au moment où elles viennent prendre les conseils du médecin, elles se plaignent de déplacements, de ballottements dans le ventre pendant la marche. Ces renseignements sont complétés et contrôlés par la palpation de l'abdomen. On déplace comme nous l'avons vu la tumeur à peu près en tous sens, mais surtout verticalement de bas en haut.

Cette mobilité nous montre qu'elle n'adhère étroitement ni à l'intestin, ni aux parois, ni à la colonne vertébrale. Nous savons déjà qu'elle est dure et solide par conséquent, nous pouvons supposer sans trop de peine qu'elle résulte de l'ectopie de l'une des glandes volumineuses et relativement mobiles de la cavité abdominale: Du foie, de la rate, du rein. Les deux dernières sont beaucoup plus souvent déplacées que la première; si les symptômes qui nous restent à passer en revue sont ex-

trêmement douteux, il faut ou réserver son diagnostic,
ou ne penser qu'en dernier lieu à une luxation du foie.

La forme donne de bonnes indications : la scissure du
bord antérieur, la notion exacte de celui-ci et de sa
faible épaisseur ne permettent guère de penser à la rate
ou au rein.

Le volume du rein et de la rate diffèrent de celui du
foie. L'hypertrophie isolée de l'un des reins, sans néphrite antérieure, sans maladie de Bright, est extrêmement
rare. Celle qui résulte d'une affection organique comme
un cancer du rein, une néphrite chronique, etc., a été précédée très-souvent soit par de l'albuminurie, soit par des
hématuries. L'hypertrophie de la rate est au contraire
commune, mais elle n'est pas non plus primitive. Les
fièvres palustres, les affections cardiaques antérieures
sont d'une très-grande importance dans ces cas.

Reste à déterminer si la région de la cavité abdominale
qui doit être occupée par le foie est vide : c'est ce que la
percussion nous dira. Il est vrai que ce renseignement
fera défaut lorsque la rate, déplacée elle-même, aura
pris la place du foie comme dans l'observation de Marino.

La 3ᵉ question est, dans certains cas, fort épineuse. Le
foie a-t-il été déplacé par une tumeur de l'une de ses
faces? est-il augmenté de volume ?

Les grands kystes de la face convexe de l'organe
agissent parfois mécaniquement sur lui et le refoulent
en bas. Dans son excellent travail sur ces kystes, M. le
professeur Dolbeau a montré très-nettement leur mode
de développement, leur marche, leurs conséquences (1).

(1) Etude sur les grands kystes de la face convexe du foie.

Nous préférons renvoyer nos lecteurs à cette remarquable monographie, que nous ne saurions résumer sans lui ôter une grande partie de sa valeur.

Qu'il nous suffise de dire ici qu'en pareil cas, la forme que nous avons signalée ne se rencontre plus ; qu'indépendamment des phénomènes de traction produits par un organe déplacé, on en trouve toujours qui sont dus à la compression des gros vaisseaux ou tout au moins à l'augmentation de la pression intra abdominale, savoir : de l'ascite et de l'œdême des membres inférieurs ; que l'hypochondre, le flanc droit et même la région ombilicald sont occupés par la tumeur.

Les déplacements du foie consécutifs à une pleurésie sont plus faciles ordinairement à reconnaître. Nous ne parlerons pas de ces cas particuliers à l'épanchement pleural, que l'on trouve décrits dans tous les ouvrages de pathologie.

Il est beaucoup plus difficile de reconnaître une péritotonite enkystée, développée au niveau de la face supérieure de l'organe.

« N'oublions pas que le foie peut être abaissé par une péritonite sus-hépatique qui aurait donné lieu à un abcès, ou plutôt à un kyste purulent, situé entre la face inférieure du diaphragme et le foie. » (Racle, p. 519).

Nous savons que P. Muller était tombé complètement dans cette erreur, et qu'il avait considéré pendant la vie comme un foie mobile, un déplacement consécutif à une péritonite de cette nature. Nous regrettons de n'avoir pu nous procurer son observation, dont nous n'avons mentionné que quelques extraits empruntés aux auteurs qui ont écrit sur le même sujet, pendant le cours des années 1875 et 1876, non plus que celle de Léopold.

Cette impossibilité tient uniquement à ce que, dans nos bibliothèques, les recueils périodiques de l'année courante ou de celle qui l'a précédée ne sont point mis à la disposition du public. Nous aurions cherché soigneusement si l'auteur avait noté l'état des parois abdominales et la présence ou l'absence d'œdème. Dans une affection suppurative aussi insidieuse, aussi mal caractérisée que la péritonite sus-hépatique, l'œdème limité de la paroi est un signe précieux et qu'il faut toujours rechercher. Dans la pleurésie purulente enkystée à foyer peu étendu, les cliniciens savent quels services on peut en tirer : sans doute il fait défaut dans certains cas, mais ce n'est pas une raison parce qu'un symptôme peut manquer, pour ne le rechercher jamais.

L'hypertrophie du foie offre un peu moins d'intérêt au point de vue purement diagnostique.

Nous savons que le fait s'est présenté quelquefois ; il ne change en rien la question, seulement on doit rechercher si cette hypertrophie n'est pas la suite d'une affection organique du cœur.

CHAPITRE IV.

SIMPLE APERÇU SUR L'ÉTIOLOGIE ET LA PATHOGÉNIE DU FOIE MOBILE.

Parmi tous les cas que nous avons mentionnés, on n'en trouve qu'un seul, celui de Marino, dans lequel on puisse supposer que l'affection était congénitale. Rien n'est plus rare que les déplacements ou les inversions des organes abdominaux avant la naissance. Bartholin mentionne comme une curiosité un cas dans lequel la rate était placée du côté droit, et le foie du côté gauche.

Servius vit à Rome une monstruosité analogue, en 1643 ; il paraitrait que Platier aurait vu un fait semblable (1).

Mais le déplacement qui nous occupe est accidentel ; il paraît arriver de préférence à une époque déjà avancée de la vie ; ainsi nous le voyons :

Chez des femmes de 53, 54, 56 et 60 ans.

Trois autres étaient un peu moins avancées en âge :

Une avait seulement 39 ans 1/2 ; deux autres, 29 ans.

Deux observations, celles de Barbarotta et de Vogelsang, ne mentionnent pas l'âge exact ; elles disent seulement que les malades étaient déjà âgées.

Une seule observation se rapporte à une femme de 20 ans, mais il convient de faire des réserves sur ce cas trop brièvement cité par Marino.

Donc, l'âge de 40 à 60 ans paraît constituer une prédisposition.

Nous n'avons pas besoin de faire remarquer que le sexe féminin a seul été en cause jusqu'à présent. Toutes les personnes chez lesquelles on a trouvé le foie mobile étaient des femmes dont la plupart avaient eu plusieurs enfants : celle de Chvostek avait eu 12 grossesses, dont 3 terminées avant terme.

Presque toutes ces femmes avaient été, à une époque ou à une autre de leur vie, sous le coup de causes débi-

(1) V. Planque. Observations curieuses de médecine d'anatomie et de chirurgie, traduites du latin de Van der Wiel. Paris. 1758.

litantes diverses : on a noté une fois une péritonite puerpérale (Cantani), deux fois des rhumatismes avec pneumonie chronique (probablement tuberculeuse) (Piatelli,
Tempini), une fois la scrofule (Chvostek), cinq fois des
avortements produits par un mauvais état général.

Il ressort de ce que nous venons de dire que les distensions répétées de l'abdomen par des grossesses consti-
tuent une excellente condition pour la production des
déplacements du foie.

La dégénérescence des ligaments est-elle en cause ?
Winkler et Cantani le croient : le premier suppose une
dégénérescence graisseuse, le second une péritonite partielle des ligaments.

Meissner combat cette opinion : il considère comme
cause prédisposante, ainsi que nous l'avons vu, le dédou-
blement des deux feuillets péritonéaux qui s'adossent
pour former le ligament triangulaire ; puis, lorsqu'une
cause extra ou intra-abdominale exerce une action énergique et continue, le foie se déplace. A la suite d'une
constriction prolongée du thorax par un corset trop serré,
ou par une adhérence de la face inférieure du foie con-
sécutive à une péritonite partielle, la luxation se produit.

Ces différentes opinions sont toutes plausibles ; malheureusement elles attendent leur confirmation anatomique. Les dégénérescences ou les anomalies des ligaments hépatiques ne sont nullement improbables ; ce
que nous pouvons dire, c'est que, jusqu'ici, les examens
nécroscopiques ne les ont pas démontrées. Nous ne savons
qu'une chose sur l'étiologie et la pathogénie de l'affection
qui nous occupe, c'est que toutes les causes qui débilitent

l'état général y prédisposent, que les accouchements répétés et l'usage de vêtements trop serrés paraissent avoir une influence capitale sur la production de la maladie.

OBSERVATIONS.

OBS. I. — *Foie dans les régions ombilicale et hypogastrique. Troubles nerveux divers.* (Arnaldo Cantani).

La malade qui fait le sujet de cette observation est une femme de 54 ans dont la mère était morte hydropique à un âge avancé, dont une sœur avait succombé à un cancer du sein et qui n'avait jamais souffert elle-même d'autre chose que d'une péritonite puerpérale. Onze ans auparavant, à la suite d'un accouchement, elle éprouva une sensation insolite dans l'abdomen, avec sentiment de pesanteur à l'hypogastre.

Au bout de quelques mois elle s'aperçut qu'elle portait au niveau de l'ombilic une tumeur qui changeait de place pendant les mouvements du tronc et gagnait les parties déclives. Après quelques années, cette femme présenta tous les caractères de l'hystérie avec mélancolie religieuse.

L'examen physique du thorax montra une sonorité tympanique à la percussion à partir de la sixième côte du côté droit. Il n'y avait donc rien au point où siége ordinairement le foie. La rate avait son siége et son volume ordinaire. Au-dessous de l'ombilic et jusque dans la région inguinale droite, on trouvait une tumeur large et assez dure, obliquement dirigée, et entourée d'une zône tympanique vers sa limite inguinale, de sorte que, dans ce point, la tumeur semblait plus petite et recouverte par les circonvolutions intestinales.

Elle est mise en mouvement par les déplacements du corps, selon une courbe convexe, dont le centre se trouve juste au-dessous du diaphragme. Il s'agit donc d'un foie mobile. En élevant un peu le bassin de la malade, l'auteur put repousser la tumeur dans la région hépatique et reconnaître la scissure du bord antérieur.

Au moment de cette réduction, la malade accuse un soulagement marqué et ne se plaint plus que d'un peu de fatigue, mais dans la station verticale la tumeur reprend très-vite sa première position (1).

OBS II. — *Cas de foie mobile* (Romolo Piatelli).

Une femme de 56 ans qui avait eu deux grossesses dont une terminée par un accouchement régulier et une autre par un avortement 18 ou 19 ans avant la maladie actuelle, avait souffert depuis iors, d'un rhumatisme et d'une pneumonie chronique. Depuis quelque temps elle

(1) Annali univ. di Medic. e Chir. Nov. 1866 Milano.

avait du gonflement du ventre. On sent, en effet, une tumeur solide
terminée en haut par une surface convexe, lisse, épaisse et arrondie à
la surface. En bas, on trouve un rebord mince et difficile à suivre. Elle
s'élève pendant la respiration et peut facilement être déplacée de bas
en haut avec la main de telle façon que sa limite supérieure se trouve
cachée sous les côtes. La zone de matité à laquelle elle donne lieu correspond assez nettement à la forme du foie. Aux points occupés normalement par cet organe, correspond une zone de sonorité. La sensation de dureté et de plénitude fournie par la tumeur occupe surtout la
partie supérieure de la cavité abdominale. La réduction partielle est
seule possible.

La malade mourut au bout de quelque temps, mais l'autopsie ne put
être faite (1).

Obs III. — *Nouveau cas de foie mobile.* (Barbarotto).

Une femme d'un certain âge, mère de 6 enfants, avorta au deuxième
mois de sa grossesse. Elle eut plusieurs fois des métrorrhagies jusqu'à
ce que le ventre reprît sa circonférence normale. En même temps sur-
vinrent de *vives douleurs au niveau de l'angle de l'omoplate.* Dans la
moitié gauche de la cavité abdominale on pouvait sentir une tumeur
mobile dans toutes les positions du corps. Cette tumeur paraissait
formée par le lobe gauche du foie. Tout l'organe n'était que peu hypertrophié, mais il était descendu assez bas pour qu'on pût sentir le bord
supérieur à quatre travers de doigt au-dessous des côtes. La réduction
manuelle est possible.

La rate était elle même déplacée et siégeait au-dessous des côtes (2).

Obs. IV. — *Foie dans la région ombilicale* (Meissner).

La personne qui fait le sujet de cette observation était une femme de
39 ans et demi devenue enceinte pour la 3e fois le 14 janvier 1868. Sa
première grossesse datait de 1857, la seconde de 1859. Le 2 avril, le
mari de cette femme réclama les soins de l'auteur à cause de douleurs
très-fortes dans l'abdomen. La malade accusait une sensation de pesanteur et de plénitude dans toute la cavité abdominale, et de difficulté
d'aller à la garde-robe comme peu de temps avant un accouchement. Il
y a également une légère inclinaison du corps du côté droit, ce qui
paraît donner l'idée d'une grossesse. Lorsqu'elle est dans la position
horizontale, on trouve une tumeur dure qui occupe le milieu du ventre
et que l'on peut limiter par la palpation et la percussion. Sa limite su-

(1) Rivista clinica di Bologna, 1868.
(2) Il Morgagni, 1870.

périeure est oblique et offre la configuration caractéristique de la face supérieure du foie. Son bord antérieur montre une échancrure qui offre tous les caractères de la scissure du bord antérieur du foie ; de sorte que l'ensemale de la tumeur a les caractères d'un foie déplacé de consistance et de volume normal. On peut avec la main, et sans qu'il soit nécessaire d'élever le bassin, ramener dans l'hypochondre le foie qui est tombé jusqu'à 2 travers de doigt au-dessus de la symphyse pubienne ; alors une légère élévation de la partie supérieure du corps suffit pour que la main puisse percevoir son déplacement en sens inverse (1).

Obs. V. — Foie dans la région iléo-cæcale (Vogelsang).

Une dame âgée chez laquelle la ménopose était arrivée depuis un an se croyait enceinte depuis 2 mois. Il lui semblait même sentir les mouvements de l'enfant. Le ventre était sensiblement développé surtout dans la région hypogastrique droite, et, à la palpation, on trouvait une tumeur lisse, élastique qui, à droite, comblait toute la région iléocæcale, et s'étendait transversalement jusqu'au-dessous de l'ombilic qu'elle débordait même du côté gauche. De ce côté la tumeur offrait la consistance d'un utérus gravide au 5e ou au 6e mois de la grossesse. Elle n'accusait d'ailleurs aucune sensation douloureuse. Tout antour de la tumeur, zone sonore à la percussion ; aucune matité dans la région occupée par le foie, la malade avait une taille fine et l'auteur croit que le déplacement était survenu à la suite d'une constriction exagérée de l'abdomen par la ceinture du vêtement et l'usage du corset (2).

Obs. VI. — Foie mobile. (Winkler).

Une femme de 29 ans, qui avait été enceinte deux fois, se plaignait depuis son premier accouchement d'une flaccidité annormale des parois de l'abdomen. Quatre semaines après son deuxième accouchement, au moment où elle se relevait, elle ressentit une douleur lancinante très-vive dans l'hypochondre droit, qui s'irradiait de droite à gauche, et finit par se fixer.

Depuis lors, elle eut de fréquentes nausées, se trouva souvent mal, eut des sueurs froides, et la face devint abattue. La douleur était plus vive pendant la station verticale que pendant le décubitus ; elle siégeait surtout dans le côté gauche. Ces accidents durèrent 3 jours, mais la malade ne fut pas délivrée de sa douleur, quoique celle-ci eût changé de caractère au bout de quelques jours. Les douleurs de l'hypochondre

(1) (Schmidt s' Jahrb. 1869. 141 p. 109.

(2) Memorabilien n° 2, 1872. Analyse dans le Virchow's Jahrb. 1872, 2. p. 172.

— 32 —

droit étaient fortes surtout pendant l'élévation du tronc, pendant les
mouvements un peu brusques comme ceux que produit l'ascension d'un
escalier, le saut, les efforts de défécation, et persistaient pendant le décubitus dorsal. Elles diminuaient lorsque la malade se couchait sur le
ventre, ou lorsqu'elle le soutenait fortement avec les mains. A cause de
la flaccidité de ses parois la malade portait un bandage abdominal, mais
il était trop lâche et ne produisait que peu de soulagement.

L'auteur prescrivit un bandage plus étroit, et les douleurs disparu-
rent complètement, au moins tant que la malade ne se livra qu'à des
travaux légers. Lorsqu'elle entreprit de travaux pénibles, elles revinrent
et furent bientôt plus vives qu'elles ne l'avaient été tout d'abord. Il se
développa alors un ictère intense qui dura 4 semaines. La malade dut à
cause de cela garder le lit. Au bout de quelque temps elle replaça son
bandage et fut très-bien pendant 2 ans. Lorsqu'elle cessait de le porter
elle présentait au bout de quelques jours les phénomènes suivants :

A cause de la faible épaisseur et de la flaccidité de la paroi abdominale, on peut pénétrer profondément avec la main dans l'intérieur de
cette cavité et l'on trouve que la moitié droite de l'abdomen est remplie
par une tumeur dure dont les contours rappellent ceux du foie. L'auteur qui n'avait jamais eu l'occasion de voir un foie mobile crut qu'il
était en présence d'un de ces cas. On pouvait sentir le face inférieure
de l'organe et même la scissure interlobaire. On ne pouvait pas distinguer nettement la vésicule biliaire. Entre l'angle des côtes et le foie
déplacé on pouvait sentir avec la main une excavation que le ligament
triangulaire traversait. Il offrait au toucher la sensation d'une mem-
brane dure et résistante· Le foie avait sa consistance et sa position
normales mais son bord antérieur était légèrement oblique. L'organe
était très-mobile à gauche et en haut. Dans cette direction le foie pouvait être complètement réduit, de sorte que son bord antérieur se trouvait immédiatement au dessous de l'angle des côtes. Si l'on essaye de
déplacer le foie latéralement, on provoque l'apparition des douleurs
déjà décrites (1).

Obs. VII.— *Inversion des viscères abdominaux avec prolapsus et mobilité
du foie.* (Salomone Marino) (2).

L'Auteur a vu dans la clinique du Dr Fédérici, à Palerme, une femme
de 20 ans avec une tumeur de la moitié gauche de l'abdomen que les
recherches et les commémoratifs permettaient de considérer comme un
foie hypertrophié et luxé.

La rate se trouvait dans l'hypochondre droit.

La disposition des organes thoraciques était normale.

(1) Arch. f. Gynækologie IV. p. 145, 1872.
(2) Rivista clin. di Bologna, 1874.

Obs. VIII. — *Foie dans les régions épigastrique et ombilicale.* (Tempini)

Malade agée de 60 ans. Sa profession de sage-femme, l'oblige à de grandes fatigues, à de longues courses dans le pays montagneux qu'elle habite ; neuf grossesses ; les huit premières ont été heureuses, la dernière s'est terminée par un avortement provoqué ou tout au moins favorisé par une maladie aiguë. Elle a été atteinte, à quatre reprises différentes, de fluxions de poitrine, trois à gauche, une à droite, pour lesquelles elle fut traitée par la méthode antiphlogistique.

En 1862, attaque de rhumatisme articulaire aigu. Depuis lors, fréquentes palpitations de cœur.

Dans ces dernières années, difficulté de la respiration ; difficulté qui augmente peu à peu de fréquence et d'intensité. Depuis un an, outre la toux qui s'accompagne de quelques crachats sanguinolents, une augmentation de développement des veines hémorrhoïdales, un dépérissement général se joint à l'œdème des pieds et des jambes. Examinée à cette époque, on constata chez la malade une affection cardiaque ; le foie dépassait de 2 centimètres le rebord libre des côtes. Sous l'influence d'un traitement approprié, l'état de la malade s'améliora et elle put reprendre ses occupations. Quelque temps après, sans qu'aucun symptôme eût attiré son attention, elle reconnut avec effroi la présence dans la moitié supérieure de l'abdomen, d'une tumeur charnue, bilobée.

Etat actuel, (14 juin 1875) : pâleur des téguments, par trace d'ictère sur les sclérotiques ; langue blanche ; au cou on voit battre la carotide et la jugulaire. La région précordiale forme voussure ; on voit et on sent battre la pointe du cœur sous la sixième côte. Palpitations fréquentes, dyspnée ; à la percussion, les régions sus-claviculaire, claviculaire, sous-claviculaire gauches donnent la résonnance normale ; lamatité commence au bord supérieur du troisième cartilage costal et persiste jusqu'au bord inférieur de la sixième côte, dans une étendue de 9 centimètres et demi ; en percutant transversalement de droite à gauche, au niveau du quatrième cartilage costal, on obtient un son clair qui s'obscurcit vers le bord droit du sternum ; matité et manque d'élasticité s'étendant de ce point jusqu'à l'aréole du mamelon gauche, et mesurant 10 centimètres. La percussion du sternum de haut en bas, de droite à gauche, donne une résonnance claïre jusqu'à l'insertion du troisième cartilage costal gauche, où commence la matité qui s'étend en bas et en dehors jusqu'à la pointe du cœur et mesure 10 centimètres et demi. Antérieurement et à droite, son clair de haut en bas jusqu'à la huitième côte, où la sonorité diminue et se change en matité à la limite inférieure des côtes ; la portion inférieure du sternum résonne clairement. L'aisselle droite est sonore jusqu'à la dixième côte, où la matité apparait. Postérieurement, des deux côtes, sonorité jusqu'à la dixième côte ;

plus bas, son obscur. La partie droite qui correspond au foie donne un son clair. A l'auscultation, quelques râles sous-crépitants ; irrégularité des bruits cardiaques ; l'on constate un rétrécissement mitral et un rétrécissement aortique. L'abdomen présente de nombreuses vergetures et une proéminence des régions épicolique droite, épigastrique et ombilicale. La palpation fait reconnaître une tumeur indolente, bilobée, de consistance charnue, mobile sous la peau, qui, du bord libre des côtes, s'étend vers la région épigastrique et une partie de la région ombilicale ainsi que dans le flanc droit. Des deux lobes de la tumeur, le droit est le plus développé, une scissure très-manifeste les sépare. On ne peut préciser la forme de la partie supérieure, tandis qu'avec la plus grande facilité on détermine celle des parties inférieure et latérale ; bord inférieur aminci, interrompu au niveau de la division des deux lobes, extrémité droite arrondie, gauche plus allongée. La face inférieure est large et présente des irrégularités qu'on ne peut préciser. Si, avec les mains placées au-dessous de la tumeur, on lui imprime un mouvement de bas en haut et de gauche à droite, on peut la refouler en grande partie sous les côtes ; faisant alors maintenir la tumeur par les mains de la malade et percutant de bas en haut le thorax dans sa partie antérieure droite, on obtient de la matité jusqu'à la sixième côte ; si on continue à percuter au même point, la malade ayant abandonné la tumeur à elle-même, toute matité disparait et on obtient un son clair. Faisant faire à la malade une profonde inspiration après avoir relevé la tumeur, celle-ci presse les mains qui la soutiennent, les abaisse vers l'abdomen pour ensuite se laisser relever facilement dans l'expiration.

Dans le décubitus latéral droit, la tumeur se déplace facilement vers la droite ; dans le décubitus gauche, le deplacement est presque nul.

La matité est complète dans toute l'étendue de la tumeur ; sonorité dans le reste de l'abdomen. Dimensions : diamètre transversal, 18 centimètres ; vertical, du rebord costal en bas, 8 centimètres.

Fèces à l'état normal ; les urines offrent sous le rapport de la quantité de fréquentes variations. Elles diminuent surtout quand la dyspnée augmente, mais rien de caractéristique. Membres inférieurs pâles, œdème des malléoles. Pouls irrégulier ; 80 à 85 pulsations (1).

Obs. IX. — *Foie dans la région ombilicale et l'hypochondre droit.* (Soutouguin).

Anna Ch., 30 ans, fille d'un paysan du gouvernement de Pskow. Mariée depuis treize ans, à un soldat ; s'occupe uniquement des soins de son ménage.

____

(1) Gazetta medica Italiana, Lombardia, 1875. (Trad. in Gaz. med. de Paris, 1875, par M. Rey.

Réglée pour la première fois à 16 ans, elle l'a toujours été régulièrement depuis lors. L'écoulement sanguin durait quatre à cinq jours. Jamais de dysménorrhée, deux grossesses, dont la première (à 20 ans) s'est terminée par un accouchement régulier. La seconde (à 25 ans) a fini par un avortement à 3 mois.

Jamais de maladies, sauf quelques douleurs rhumatoïdes dans les jambes. Deux mois avant son entrée à l'hôpital, elle a ressenti quelques douleurs dans le ventre qui a commencé à grossir.

Elle entre au mois de mai 1875, à l'hôpital des sœurs de charité de Troitzkaya Obstchina à Saint-Pétersbourg et présente l'état suivant :

Paraît robuste, mais légèrement anémique ; elle se plaint d'oppression, de malaises, de douleurs vives dans l'hypochondre droit pendant les mouvements. Ces douleurs se calment pendant le repos, la station assise ou le décubitus dorsal et augmentent après les repas. Appétit bon. Digestion normale. Rien dans le cœur ni le poumon. La circonférence du tronc, mesurée au niveau de la cicatrice ombilicale, est de 107 centimètres. Les parois abdominales sont mollasses, de sorte qu'on peut parfaitement examiner tous les organes de l'abdomen. Au milieu et un peu à droite du ventre, on peut toucher la tumeur qui se dirige de haut en bas, et de droite à gauche. Le bord supérieur se trouve à 5 centimètres au-dessous des fausses côtes sur la ligne mamillaire, et à 15 centimètres de l'appendice xiphoïde. Le bord inférieur est, à droite, au-dessus de l'épine iliaque antéro-supérieure et, sur la ligne médiane, à 12 cent. de la symphyse pubienne. Le diamètre transverse, mesure 31 cent., le vertical, 15 cent. La surface de la tumeur est convexe en haut ; le bord gauche se trouve à 4 cent. à gauche de l'ombilic. La forme générale est absolument celle du foie. La tumeur est très-mobile latéralement et réductible ; en bas, au contraire, on peut à peine la déplacer dans l'étendue de 1 travers de doigt. Sur le bord inférieur, mousse, on trouve une échancrure dont la forme représente la scissure inter-lobaire du foie. En haut, on sent une sorte de lien rigide formé probablement par le ligament falciforme.

A la percussion : Sonorité dans tout l'hypochondre droit, matité dans l'abdomen au point correspondant à la tumeur, sonorité tympanique au-dessus du pubis.

Rien au toucher vaginal ou rectal, sauf un peu de rétroflexion de l'utérus (1).

Obs. X. — *Foie dans l'hypochondre gauche et la région ombiticale. Réduction possible.* (Chvostek).

Madame Louise H..., âgée de 53 ans, femme d'un officier, a eu la rougeole dans son enfance, la scarlatine dans sa 17ᵉ année, la variole à

(1) Medicinsky Westnick, 1875.

20 ans. De 14 à 20 ans, elle a eu plusieurs tumeurs ganglionnaires du cou; et elle a souffert, à 3 reprises différentes, d'accidents cérébraux considérés comme inflammatoires par le médecin qui la traitait. Réglée pour la première fois à 14 ans, ses époques duraient ordinairement sept à 8 jours, et elle perdait beaucoup de sang.

Elle a été mariée à 18 ans, a eu 12 enfants dont l'aîné est aujourd'hui âgé de 19 ans.

Tous ses accouchements ont été pénibles et accompagnés d'hémorrhagies abondantes. 9 de ses enfants sont venus à terme et vivants; deux fois elle a accouché dans le cours du 7ᶜ mois, une fois dans le cours du 8º. Deux des enfants venus prématurément étaient mort-nés.

Dans un cas, l'accouchement prématuré (6ᵉ grossesse) fut déterminé par une chute que la patiente fit de sa chaise.

Pendant toutes ces grossesses, il y eut une tension exagérée du ventre qui rendit même les accouchements laborieux.

Elle se levait au bout de quatorze jours, et perdait du sang à chaque fois pendant six à huit semaines.

Depuis son enfance elle était sujette à des constipations telles qu'elle restait huit à neuf jours sans aller à la garde-robe, En 1870 elle fut malade pendant six semaines d'une arthrite aiguë.

En 1857 elle ressentit pour la première fois une douleur spasmodique dans l'abdomen qui ne dura que peu de temps et disparut après l'absorption d'une très-petite quantité de castoréum. La même douleur survint de nouveau en 1870, persista pendant trois mois, et depuis lors se représenta souvent à de courts intervalles jusqu'en 1874, époque à laquelle elle disparut. Puis elle revint encore plusieurs fois surtout au mois de février 1875.

Cette douleur commence au creux de l'épigastre. S'étend dans tout l'abdomen et présente sa plus grande intensité au voisinage de l'ombilic, où elle a le caractère d'une sensation comparable à celle que produirait la déchirure des intestins.

Au début, les douleurs spasmodiques revenaient à quelques jours de distance les unes des autres, elles étaient peu intenses et ne duraient que peu de temps. Peu à peu elles devinrent plus fréquentes, presque quotidiennes et prirent une durée de plusieurs heures. Il n'est pas rare qu'au moment d'un accès la malade ait des vomissements séreux.

Depuis 1874, elle a constamment une sensation bizarre, aussi bien pendant la station assise que pendant la marche. Il lui semble qu'un poids très-lourd se trouve dans la région ombilicale et est suspendu par une sorte de lien à l'extrémité inférieure du sternum.

Le Dʳ L... consulté en février 1875 prescrivit l'eau de laurier-cerise, avec de la morphine et une poudre évacuante. La douleur diminua après que la malade eut pris cinq à six gouttes de sa potion, les selles devinrent régulières et la douleur tolérable. Au commencement du mois de mai de la même année elle avait disparu presque entièrement. Cette amélioration dura peu de temps et à la fin de ce même mois de mai les douleurs revinrent avec une telle intensité que la malade dut prendre jusqu'à 120 gouttes de sa potion sans que la douleur disparût. Les selles devinrent rares, l'appétit nul, la malade maigrit et s'affaiblit à tel point qu'à la fin d'août elle ne pouvait plus quitter la chambre.

Le premier médecin, le Dr L... fit appeler un de ses confrères, le Dr S..., celui-ci à cause de la sensibilité extrême du ventre, ne put pas se livrer à une recherche soigneuse. C'est au bout de quatre jours seulement qu'il constata dans la moitié inférieure de l'abdomen du côté droit, l'existence d'une tumeur douloureuse. Peu auparavant, au moment d'un accès douloureux, la malade vomit une certaine quantité de sérosité noirâtre. Sous l'influence d'une dose de rhubarbe, elle rendit une certaine quantité de matières fécales dures et noirâtres. Les cataplasmes chauds, les badigeonnages à la teinture d'iode furent sans action sur la tumeur.

Le professeur Chvostek fut à cause de la grande difficulté du diagnostic appelé en consultation le 3 novembre dernier. Voici dans quel état se trouvait alors la malade ;

Système osseux fortement développé, muscles minces et peu résistants, presque pas de graisse dans le tissu sous-cutané, Température de de la peau normale, teinte subictérique de la face et de la conjonctive bulbaire. La malade est très-faible, et elle est obligée de garder le lit depuis longtemps. Elle a des insomnies, des vertiges quand elle s'asseoit sur son séant. Ces vertiges disparaissent quand elle est assise depuis quelque temps ; on les trouve quelquefois pendant le décubitus dorsal, grande irritabilité intellectuelle, douleurs brûlantes dans le fond de l'œil, langue rouge, mais blanche sur ses bords·

Rien d'anormal du côté des organes des sens. Veines du cou volumineuses, cage thoracique allongée, petite, mais très-forte. La base du thorax est plus basse du côté droit que du côté gauche. L'angle formé par la dernière côte droite avec la ligne médiane du sternum est plus aigu que celui que forme la dernière côte gauche. La distance de l'angle de la côte droite à la crête iliaque est de 3 travers de doigt, elle est de quatre si on la mesure en un point correspondant du côté gauche. La respiration est faible mais régulière; l'épigastre se développe durant l'inspiration et les espaces intercostaux s'effacent. La pointe du cœur bat dans le 5e espace intercostal au-dessous de la ligne du mamelon, la matité précordiale s'étend du bord supérieur de la 5e côte jusqu'au milieu de la 6e et du bord gauche du sternum [à la ligne parasternale. La percussion du poumon montre un peu d'obscurité du son qui s'étend à droite, suivant la ligne mamelonnaire jusqu'au bord inférieur de la

6ᵉ côte ; à l'endroit où siége habituellement le foie, on ne trouve de matité ni en avant, ni latéralement, ni en arrière, mais au contraire du tympanisme. Les bruits du cœur sont normaux, les téguments de l'abdomen flasques. Les veines de la paroi abdominale sont dilatées et sinueuses ; quelques-unes forment des cordons de 2 lig. 1ɪ2 de diam. C'est surtout dans les veines épigastriques inférieures que l'on trouve cette disposition. Tout autour de la cicatrice ombilicale on voit un riche plexus de veines variqueuses.

Au premier coup d'œil on aperçoit, dans la moitié droite de l'abdomen, une saillie antérieure dont la limite supérieure, sur la ligne mamelonnaire, s'étend jusqu'à un travers de doigt au-dessous de l'angle des côtes et sur la ligne médiane jusqu'à 1 pouce au-dessus de l'ombilic. Sur cette même ligne elle s'étend jusqu'à 1ɪ2 pouce au-dessous de la cicatrice ombilicale, puis va de là en bas et en dehors, suivant une ligne légèrement convexe, jusqu'à la partie externe de l'arcade de Fallope.

Tout autour de cette saillie, mais surtout en dedans et en bas, on voit un sillon cutané superficiel qui s'élargit à chaque inspiration et s'étend surtout en bas et à gauche. A la palpation on trouve, correspondante à la saillie, une tumeur placée immédiatement au-dessous de la paroi abdominale et qui remonte pendant les efforts de toux, devient sensible aux pressions les plus légères et même pendant les inspirations profondes se déplace en bas et quelque peu en dedans.

Le bord inférieur de la tumeur est oblique comme celui du foie, on peut même sentir la vésicule biliaire à un travers de doigt de la ligne verticale de l'ombilic et à environ 1 pouce 1ɪ4 au dessous de ligne horizontale. L'extrémité inférieure de la tumeur s'éloigne obliquement de cette dernière ligne et s'étend à gauche et en haut jusqu'à 1 pouce 1ɪ4 environ de l'ombilic et jusqu'au 3ɪ4 de pouce de la ligne horizontale et d'autre part obliquement à droite et en bas jusqu'à l'épine iliaque antérieure et supérieure.

Le bord supérieur de la tumeur est convexe, et peut être difficilement suivi dans la profondeur de la cavité abdominale. On peut par la pression déplacer toute la masse de haut en bas, de sorte que le bord supérieur convexe arrive jusqu'à la ligne horizontale de l'ombilic, alors on provoque une vive douleur dans toute la moitié inférieure de l'hypochondre droit. La palpation profonde de l'abdomen au dessus de la tumeur devient difficile à cause de la tension des muscles abdominaux.

Quand la malade se couche sur le côté gauche, la tumeur se déplace visiblement dans le même sens de sorte que le lobe gauche du foie s'étend jusqu'à 2 pouces 1ɪ2 à gauche de l'ombilic et l'on voit du côté droit de l'abdomen à environ 1 pouce 1ɪ2 en dedans de la ligne verticale menée par l'épine iliaque antérieure et supérieure une autre ligne également verticale servant de limite externe à la tumeur.

Lorsque la malade se couche sur le côté droit, la tumeur se porte à droite, et s'étend assez loin pour que sa limite externe du côté gauche s'étende jusqu'à 3ĵ4 de pouce en dehors de l'ombilic.

Si on laisse la malade se lever, la tumeur se porte en arrière et assez loin pour que son bord supérieur s'étende jusqu'à un demi pouce au-dessus de la ligne horizontale. Dans toute la partie correspondante à la tumeur, le son est obscur, la rate occupe son siége ordinaire et n'est pas augmentée de volume.

Dans les deux poumons, le murmure vésiculaire est normal excepté à droite, en arrière et en bas où il est un peu obscur.

Lorsqu'on place la malade de manière que le bassin soit un peu élevé et que l'on exerce une pression assez énergique de bas en haut continuée pendant assez longtemps. La tumeur regagne l'hypochondre droit de telle manière que l'on trouve dans cette région une zone de matitét s'étendant jusqu'au milieu de la 7° côte sur la ligne mamelonnaire et descendant sur la ligne axillaire jusqu'au bord inférieur de la 8° côte.

Au point où siégeait auparavant la tumeur, on ne trouve plus que la paroi abdominale amincie et à travers laquelle on peut distinguer très-bien les mouvements sinueux de l'intestin grêle.

Au moment de l'inspiration, le bord antérieur du foie réduit s'abaisse d'un demi pouce, mais il reprend sa place pendant l'expiration (1).

(1) Wiener Medizinische. Presse n° 26, 24 juin 1876, p. 885.

RÉSUMÉ.

Il existe des déplacements du foie que n'explique aucune cause de voisinage : c'est à eux que convient la dénomination de *foie mobile*.

Cette affection est très-rare. Plusieurs des observations rapportées jusqu'ici sont peu concluantes; d'autres, au contraire, ont été recueillies avec un soin qui laisse peu de probabilités à l'hypothèse d'une erreur de diagnostic.

La cause prédisposante paraît résider dans le mauvais état général des sujets et la flaccidité des ligaments hépatiques qui en résulte. Les causes déterminantes sont toutes celles qui diminuent la pression intra-abdominale.

La maladie est peu grave, mais s'accompagne quelquefois de symptômes fonctionnels insupportables.

L'usage d'une ceinture bien construite est le meilleur mode de traitement.

Paris. — A. PARENT, imprimeur de la Faculté de Médecine, rue M.-le-Prince, 29-31.